Meriam Khadhar

Ensinar a partir do problema de gestão do doente:

Meriam Khadhar

Ensinar a partir do problema de gestão do doente:

porque não aprender brincando?

ScienciaScripts

Imprint

Cover image: www.ingimage.com

This book is a translation from the original published under ISBN 978-620-6-72365-3.

Publisher:
Sciencia Scripts
is a trademark of
Dodo Books Indian Ocean Ltd. and OmniScriptum S.R.L publishing group

120 High Road, East Finchley, London, N2 9ED, United Kingdom
Str. Armeneasca 28/1, office 1, Chisinau MD-2012, Republic of Moldova, Europe
Printed at: see last page
ISBN: 978-620-8-28044-4

CAPÍTULO 1

A questão da formação médica é um tema de discussão em todas as faculdades de medicina. Como professores, temos a responsabilidade de assegurar um processo de aprendizagem eficaz, proporcionando um elevado nível de ensino teórico em pequenos grupos e oferecendo formação prática em locais de formação adequados, de acordo com o plano de reforma que foi posto em prática em 1988 [1].

A abordagem pedagógica moderna transformou consideravelmente o papel do professor, que já não se limita a transmitir conhecimentos, mas deve agora apoiar ativamente o aluno na aquisição autónoma dos seus conhecimentos.

O Patient Management Problem (PMP) é um método de ensino inovador baseado na aprendizagem contextualizada e no ensino para avaliar o raciocínio clínico.

Desde a sua criação na década de 1960 [2], o "Patient Management Problem" (PMP) tem sido amplamente utilizado na aprendizagem e também na avaliação de estudos médicos iniciais e pós-graduados. No entanto, na Tunísia, a sua utilização continua a ser muito limitada. Poucos estudos foram efectuados para avaliar a forma como os alunos encaram este tipo de aprendizagem. O estudante afeto ao serviço de Nefrologia do Hospital Mongi Slim de La Marsa participou numa sessão tutorial do tipo PMP. No entanto, este ensino não foi avaliado.

O objetivo deste estudo foi :

- Avaliar o ensino dirigido sob a forma de PMP como meio de aprendizagem do raciocínio clínico em estudantes de medicina do segundo ano e, mais especificamente, na gestão da hipercaliemia em situações específicas.

- Avaliar as percepções dos alunos sobre o valor do PMP como meio de aprendizagem ou avaliação em nefrologia.

Os resultados deste estudo poderão ter implicações importantes para a educação médica e ajudar a melhorar a aprendizagem de competências clínicas entre os futuros médicos.

CAPÍTULO 2

1. Tipo de estudo :

Realizámos um estudo transversal descritivo, que incluiu 6 sessões de ensino dirigido (DE) em Nefrologia, do tipo "PMP", que decorreram no terreno.

2. População do estudo :

- Critérios de inclusão: Foram incluídos todos os estudantes do segundo ano do segundo ciclo de estudos médicos (DCEM2) atribuídos à rotação de nefrologia no Hospital Mongi Slim la Marsa durante o segundo semestre do ano académico de 2022-2023.

- Critérios de exclusão: Foram excluídos todos os alunos que não compareceram ao DE (ausentes ou excluídos na sequência de uma nota no teste pré-requisito < 4/10).

- Realizámos um total de seis sessões com 5 a 7 alunos por grupo. O estudo incluiu um total de 30 estudantes diurnos. Trinta e quatro alunos foram afectados ao nosso departamento pelo corpo docente no segundo semestre de 2023, mas quatro alunos estavam ausentes. Nenhum aluno foi excluído devido a uma nota eliminatória no pré-teste.

3. Ferramentas de ensino dirigido: o Problema de Gestão do Paciente

Ao clicar em cada proposta, uma ligação de hipertexto era enviada para um diapositivo que continha a resposta esperada a essa escolha, a classificação atribuída e um comentário. Para calcular a pontuação do PMP, utilizámos a escala de pontuação utilizada na Faculdade de Medicina de Tunes (3), atribuindo uma pontuação positiva (+1 ou +2) às propostas consideradas úteis ou essenciais, e uma pontuação zero ou negativa às propostas consideradas inúteis ou perigosas para o doente. As respostas corretas que não foram escolhidas na ordem correta receberam uma pontuação de 0. Duas propostas arriscavam-se a pôr em risco o prognóstico vital do paciente, pelo que o teste foi interrompido. Neste caso, o aluno recebeu uma nota de zero.

4. Planeamento da sessão :

4.1. Tema das sessões tutoriais :

O tema abordado durante este PMP foi a gestão da hipercaliemia. Este tema era um dos objectivos pedagógicos para os estudantes de medicina e escolhemo-lo devido à sua relevância, à sua gravidade e à necessidade de uma gestão urgente deste tipo de situações. O caso que propusemos foi ilustrado por uma observação real.

É importante que os médicos de clínica geral sejam capazes de prestar cuidados urgentes antes de encaminharem os doentes para um nefrologista. Os alunos foram informados sobre o tema antes do curso e o programa foi afixado na sala do pessoal no início do curso.

4.2. Preparação do problema de gestão do doente :

O PMP foi redigido pelo monitor da sessão (eu próprio) com referência a um processo real de um doente. Estava em formato eletrónico (Microsoft Powerpoint® versão 16.72). O primeiro diapositivo do PMP continha a vinheta clínica, seguido de um diapositivo de instruções que também explicava a escala de pontuação do PMP e, por fim, um diapositivo com uma lista de 12 propostas para escolher.

4.3. Preparação do pré-teste :

O pré-teste consistia em MCQs, ROCQs e um caso clínico (apêndice 1) e tinha a duração de 10 minutos. A nota atribuída era de 10. Isto dá uma nota inicial. Além disso, o aluno deveria ser excluído se tivesse uma nota < 4/10.

5. Curso da sessão :

As sessões tiveram lugar na sala do pessoal. Cada sessão durava entre 100 e 130 minutos. A sessão começava com um briefing de 10 a 15 minutos, durante o qual o professor apresentava o enquadramento geral da sessão e as etapas da sua realização, e explicava aos alunos o funcionamento do PMP. De seguida, os alunos realizaram o pré-teste individualmente, com uma duração de 10 minutos por aluno. A sessão terminou com um debate de grupo de 20 minutos, seguido do pós-teste e do questionário de satisfação.

6. Avaliação do ensino: (critérios de avaliação)

A nota final foi determinada com base na pontuação obtida em 20 pontos. Para avaliar os conhecimentos, foram distribuídas folhas de resposta preenchidas pelos alunos durante as sessões de ensino orientado, que foram depois analisadas.

A eficácia pedagógica imediata foi analisada com base em dois critérios principais: o ganho cognitivo e o grau de satisfação.

Os conhecimentos teóricos foram avaliados através de um questionário de conhecimentos antes (pré-teste: apêndice 1) e no final (pós-teste: apêndice 1) de cada sessão de EAD. Os dados relativos à satisfação dos alunos foram recolhidos através de um questionário de opinião sobre o curso e o valor do ensino (anexo 2).

7. Recolha e análise de dados:

Foram recolhidos e corrigidos pré-testes, pós-testes e questionários de opinião. Foram atribuídas notas a cada aluno de acordo com o seu desempenho. Cada resposta a uma pergunta foi classificada de acordo com a sua correção (0 para uma resposta errada, 0,5 para uma resposta incompleta e 1 para uma resposta correta). Para a análise do questionário de opinião, foi utilizada a escala ordinal não métrica de Likert de 5 níveis. Os comentários abertos a este questionário foram igualmente analisados.

8. Estatísticas de análise

Os dados recolhidos foram tratados com recurso ao Excel 2013 para introdução de dados e ao SPSS 20.0 para análise estatística. As variáveis qualitativas foram apresentadas como frequências absolutas e relativas (em percentagem), enquanto as variáveis quantitativas foram expressas como médias, desvios-padrão e valores extremos.

9. Pesquisa bibliográfica :

A pesquisa bibliográfica foi efectuada através de motores de busca como o "Pub Med" e o "Science direct", utilizando as seguintes palavras-chave: aprendizagem, raciocínio clínico, PMP (problema de gestão de doentes), Avaliação. Só nos interessam as publicações em francês e inglês.

10. Considerações éticas :

Não houve qualquer conflito de interesses.

Todos os alunos deram o seu consentimento e estavam cientes de que os resultados dos testes de conhecimentos e de satisfação seriam utilizados para fins científicos, mas de forma anónima.

CAPÍTULO 3

1. Caraterísticas dos alunos e sessões de ensino

O número de alunos que participaram no PMP foi de 30, 23 mulheres e 7 homens. Quatro alunos foram excluídos por ausência. Nenhum aluno obteve menos de 4 em 10 no teste de pré-requisito. Quinze alunos já tiveram sessões de PMP noutros departamentos de especialidades que não a nefrologia.

2. Resultados do problema de gestão dos doentes :

Considerando todos os alunos, 83,3% foram aprovados na avaliação do PMP. A nota média foi de 11,11 ± 5,67, com extremos de 0 e 18,46/20. Cinco alunos obtiveram zero porque escolheram a proposta que levou à morte do doente.

3. Resultados do pré e pós-teste :

Todos os trinta alunos que participaram obtiveram classificações acima do limiar pré-estabelecido. A pontuação média no pré-teste foi de 6,6/10 e a pontuação média no pós-teste foi de 9,03/10. As pontuações estão resumidas na Figura 1

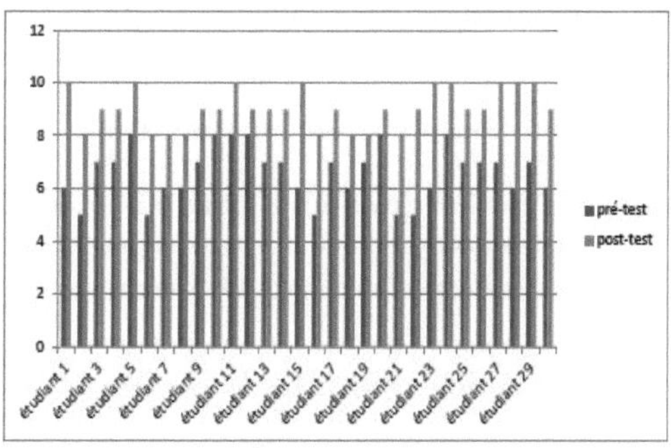

Figura 1: Variações nos resultados do pré e pós-teste

4. Ganho cognitivo

A melhoria das pontuações médias dos alunos foi de 2,43 [1-4]. A melhoria das pontuações dos alunos (pontuação pós-teste - pontuação pré-teste) é apresentada na Figura 2.

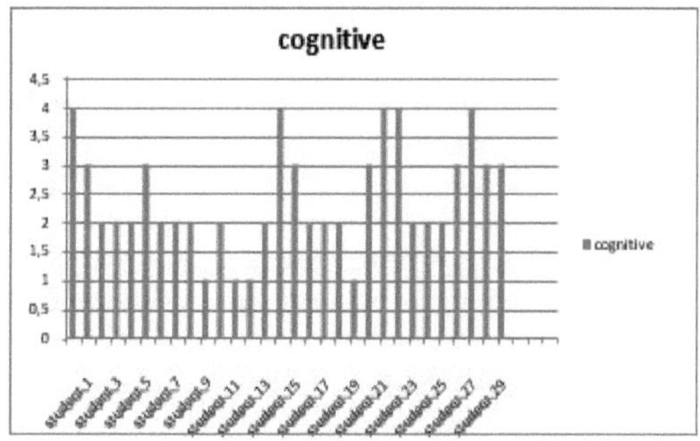

Figura 2: Ganho cognitivo

4.1. Resultados do questionário de satisfação do Patient Management Problem

4.2. A experiência anterior dos alunos com o Problema de Gestão de Doentes :

Quinze alunos (50%) já tinham tido uma aprendizagem com o PMP: treze durante o estágio de pediatria do DCEM2 e dois durante o estágio de neonatologia no mesmo ano de 2022-2023. Destes alunos, três ficaram muito satisfeitos com esta aprendizagem, quatro bastante satisfeitos, seis bastante insatisfeitos e dois muito insatisfeitos. No que respeita à avaliação pelo PMP, apenas cinco alunos já a tinham tido durante os ECOSMs de pediatria no DCEM2. Um deles estava muito satisfeito, um bastante satisfeito, dois bastante insatisfeitos e um muito insatisfeito. Estes alunos afirmaram que a experiência destes PMPs foi diferente da da sessão atual, em particular devido à ausência de feedback.

4.3. Avaliação da sessão de Problemas de Gestão de Pacientes pelos alunos :

Trinta questionários de opinião foram preenchidos pelos alunos após a sessão do PMP. No nosso estudo, tivemos em conta uma série de factores para avaliar as opiniões dos alunos, incluindo o tempo atribuído à sessão, a aquisição de competências, o facto de o PMP ser ou não recomendado como meio de aprendizagem e avaliação nas SMCE, e o stress que o PMP pode causar aos alunos. A maioria dos alunos "concordou" ou "concordou fortemente" com os elementos avaliados pelo questionário de opinião Todos os alunos consideraram que o tempo atribuído à sessão foi muito consistente; bem dividido entre a sessão de informação, o teste e a sessão de balanço. Noventa por cento dos alunos consideraram que o PMP era uma ferramenta de aprendizagem útil que mudaria a sua forma de pensar e concordaram que deveria ser utilizado regularmente no ensino. Oitenta por cento dos alunos consideraram que o PMP era melhor do que a avaliação, 76,6% eram a favor da sua utilização regular durante as SMCE, mas 66,6% dos alunos consideraram o PMP um meio de avaliação stressante. As respostas dos alunos ao questionário de opinião sobre a sessão "Gestão da hipercaliemia ameaçadora em doentes em diálise crónica" são apresentadas na Figura 3.

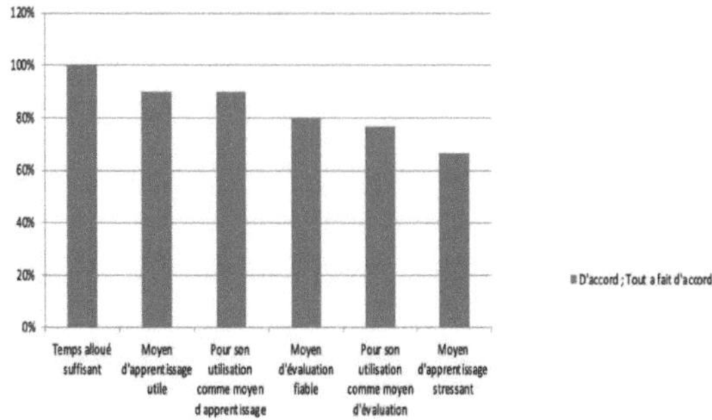

Figura 3: Respostas dos alunos ao questionário de opinião

4.4. Resultados das observações abertas

Dos 30 formulários do questionário de satisfação, 5 continham comentários livres, como se segue:

- O pmp é muito interessante mas stressante

- O PMP é difícil de utilizar como ferramenta de avaliação porque é stressante.

- Sessão muito interessante, mas também queremos os topos

- Sessão muito interessante. Esperamos ansiosamente por mais sessões sobre PMP.

- Obrigado por este PMP on gostaria de ter este tipo de ensino em todas as disciplinas.

CAPÍTULO 4

O objetivo deste estudo transversal e descritivo foi avaliar o impacto do ensino dirigido, sob a forma de PMP, na aprendizagem do raciocínio clínico. Envolveu 30 estudantes de medicina do segundo ano afectos ao Departamento de Nefrologia do Hospital Mongi Slim em La Marsa durante o segundo semestre de 2023. Propusemos uma sessão de PMP sobre a gestão da hipercaliemia numa situação específica para cada grupo.

Os resultados deste estudo indicaram uma clara melhoria no desempenho cognitivo dos participantes, como evidenciado pelo aumento significativo da pontuação média entre o pré e o pós-teste, passando de 6,9 para 9,03/10. Os alunos manifestaram também um elevado nível de satisfação com as sessões de ensino, descrevendo a sua eficácia para os ajudar a compreender melhor o curso. Noventa por cento dos alunos consideraram que estas sessões contribuíram positivamente para a sua capacidade de resolver problemas. Estes resultados atestam a eficácia deste método de ensino.

Pontos fracos e fortes do nosso estudo :

Há que registar alguns aspectos positivos da situação:

-Esta é a primeira experiência de utilização do PMP como método de aprendizagem na secção de nefrologia.

-O objetivo do estudo foi avaliar o PMP como um meio de aprendizagem, avaliando o ganho cognitivo e a satisfação dos alunos.

- O tema abordado pelo PMP, a hipercaliémia, é um tema relevante dada a sua gravidade e é um capítulo que deve ser bem dominado pelo médico de família.

No entanto, o nosso estudo tem algumas limitações:

- Em primeiro lugar, o número de participantes no estudo era limitado, com apenas 34 alunos, quatro dos quais estavam ausentes. Estes alunos foram afectados pelo departamento de estágios.

- O PMP tinha um carácter puramente terapêutico e a parte diagnóstica não foi abordada.

1. Ferramentas de ensino guiado: o Problema de Gestão do Doente

Entre os vários métodos de aprendizagem e avaliação do raciocínio clínico, o PMP é considerado um método eficaz para promover o raciocínio clínico e a tomada de decisões [3].

O Tl foi desenvolvido nos Estados Unidos em meados da década de

1960 [2]. Desde então, tem sido amplamente utilizado para a aprendizagem e a avaliação dos estudos médicos iniciais e pós-graduados. Na Tunísia, a sua utilização continua a ser limitada na prática atual, embora exista um seminário na Faculdade de Medicina de Tunes (FMT) sobre a conceção e implementação de PMPs. O PMP confronta o aluno com um problema clínico a ser resolvido [4]. Este método encoraja uma abordagem evolutiva da resolução de problemas que não se baseia apenas em conhecimentos teóricos, devido a um contexto particular. Desta forma, o PMP centra-se mais no processo intelectual de raciocínio do que na simples memorização de conhecimentos.

2. Avaliação do ensino supervisionado :

2.1. Definição e informações gerais:

A avaliação implica a recolha de informações pertinentes, válidas e fiáveis. É uma parte essencial do processo de ensino-aprendizagem, uma vez que nos permite analisar os conhecimentos adquiridos, identificar lacunas e medir os progressos dos alunos, determinando se os objectivos de aprendizagem foram alcançados [5].

Os estudantes recebem feedback sobre os seus conhecimentos,

competências e estratégias de aprendizagem [6-9].

A avaliação também nos permite recolher informações sobre a eficácia dos instrumentos de ensino, de modo a podermos introduzir melhorias para o futuro.

Por conseguinte, é importante planear a avaliação desde o início [10].

2.2. Procedimentos de avaliação :

A avaliação divide-se em dois tipos: sumativa e formativa.

A avaliação sumativa é utilizada para medir os conhecimentos e as competências adquiridas no final de um curso ou de um período de aprendizagem. É utilizada para tomar uma decisão final sobre o sucesso ou insucesso do aluno. A avaliação formativa é utilizada para dar feedback aos alunos ao longo do processo de aprendizagem. Identifica os pontos fortes e fracos do aluno e dá conselhos sobre como melhorar o seu desempenho. A avaliação formativa é frequentemente utilizada para ajudar os alunos a atingir os seus objectivos de aprendizagem e a melhorar a sua compreensão das matérias estudadas. Fornece tanto ao aluno como ao professor informações objectivas sobre a natureza e a qualidade da aprendizagem em curso [9].

Existem vários modelos de avaliação da formação, cada um com as suas próprias vantagens e limitações. [11]. Eis alguns exemplos:

- Modelo Kirkpatrick: Tl foi desenvolvido em 1959. Este modelo é um dos mais utilizados na avaliação da formação. O Tl tem quatro níveis: reação, aprendizagem, comportamento e resultados (Figura 5). O Tl permite medir a eficácia da formação a diferentes níveis. [5].

- Modelo CTPP: Este modelo centra-se nos quatro elementos-chave da avaliação da formação: contexto, input, processo e output. Permite analisar cada fase do processo de formação e identificar os pontos fortes e fracos. [12-14].

É importante escolher o modelo de avaliação da formação mais adequado, de acordo com os objectivos e necessidades específicos da organização ou instituição de ensino.

Os diferentes níveis de avaliação devem ser aplicados numa ordem precisa, uma vez que existe um nexo de causalidade entre cada nível. Assim, uma satisfação adequada é necessária para uma aprendizagem efectiva, uma aprendizagem de qualidade é necessária para uma transferência de competências bem sucedida e uma transferência bem sucedida é necessária para obter bons resultados. Além disso, quanto mais elevado for o nível de avaliação, mais importante é a informação recolhida para a instituição. [5].

No nosso estudo, optámos por criar um projeto de avaliação formativa. A avaliação centrou-se no segundo nível de Kirkpatrick, que visa medir os resultados da aprendizagem para além da simples satisfação do formando. Este nível centra-se na medição das competências, conhecimentos ou comportamentos adquiridos como resultado da formação. A forma mais direta de medir estes resultados é testar a aquisição de novas competências em relação aos objectivos da formação. O nosso objetivo não é punir os formandos externos, mas sim apoiá-los na sua formação, fornecendo-lhes um feedback construtivo.

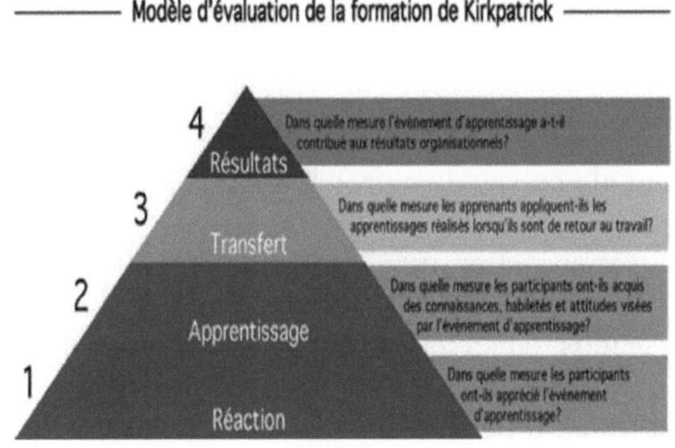

Figura 4: Avaliação de um curso de formação utilizando o modelo de Kirkpartick

2.3. Pré-teste - pós-teste :

"O objetivo do pré-teste é verificar se o aluno possui um nível mínimo de conhecimentos que lhe permita participar eficazmente no exercício. Assim, não há o risco de desperdiçar o seu tempo ou o dos seus colegas de turma." [1].

É necessária uma pontuação mínima de 40% (4/10) no pré-teste para permitir que o aluno participe na sessão de formação. Caso contrário, o aluno deve regressar aos doentes para retomar as suas actividades de formação [1].

No nosso estudo, os períodos de estágio nem sempre coincidiram com os cursos teóricos ministrados na faculdade. Apenas 3 dos 6 grupos já tinham frequentado cursos de nefrologia na faculdade antes ou durante o estágio no serviço. Por esta razão, assegurámos que os alunos fossem informados antecipadamente sobre os tópicos a serem abordados, de modo a prepará-los o melhor possível. O pré-teste era constituído por perguntas de escolha múltipla (MCQ), perguntas abertas e um caso clínico. Nenhum aluno foi excluído do estudo por ter obtido uma nota inferior a 4. Quatro externos estavam ausentes. Reutilizámos a mesma avaliação para o pós-teste no final da formação.

O pós-teste é utilizado para medir o nível de compreensão ou de domínio da matéria por parte do aluno após um período de ensino ou de formação [15].

Comparando os resultados do pós-teste com os do pré-teste, podemos determinar a eficácia do ensino, medindo a melhoria dos conhecimentos ou das competências do aluno. [16].

2.4. Questionário de satisfação para as sessões de Patient Management Problem:

Criámos um questionário no final de cada sessão para obter o feedback dos alunos sobre o ensino ministrado utilizando um PMP.

Esta avaliação permitiu medir o nível de satisfação dos alunos (nível 1 de Kirkpatrick). Os alunos apreciaram o método de ensino, considerando-o útil para assimilar o curso e aprender a raciocinar. clínico. Estes resultados estão de acordo com os relatados na literatura, onde a maioria dos alunos aprecia este tipo de ensino e considera-o benéfico para a sua aprendizagem e preparação para os exames [17-18].

No nosso estudo, os alunos responderam positivamente ao processo, conteúdo e método pedagógico utilizados para a aprendizagem dirigida baseada no PMP. Sugeriram ainda a realização de outras sessões deste tipo de ensino e a generalização deste método em estágios posteriores em nefrologia e noutras especialidades. Estas sugestões motivam-nos a preparar e a realizar outras sessões de PMP. Os nossos resultados estão de acordo com a literatura, que mostra que os alunos preferem métodos de aprendizagem activos, como a resolução de problemas ou estudos de casos clínicos, em vez dos métodos tradicionais baseados na simples memorização [19-20].

Embora a avaliação da satisfação dos alunos seja um critério interessante, não é suficiente para avaliar a eficácia do ensino [21].

3. Ganho cognitivo :

O nosso estudo revelou que o PMP conduziu a um ganho cognitivo significativo, tal como demonstrado pelos resultados do pré-teste e do pós-teste. Todos os alunos adquiriram novos conhecimentos, independentemente do seu nível inicial. Vários estudos sublinharam o valor da utilização do PMP na educação médica, tanto para a formação inicial dos estudantes de medicina [3, 10] como para a educação contínua dos profissionais [4]. Marquis et al demonstraram que um programa de auto-aprendizagem que incluía três PMPs conduziu a uma melhoria significativa dos conhecimentos dos médicos de clínica geral. Além disso, de acordo com os comentários dos alunos, três quartos dos conhecimentos adquiridos foram utilizados na sua prática atual [4]. Afroza et al realizaram um estudo comparativo em pediatria entre um programa de ensino convencional e um programa de ensino de aprendizagem baseada em problemas (PBL), que incluía 25 PMPs [22]. Os resultados do estudo de Golchai et al mostraram que mais de 80% das parteiras que tinham aprendido sobre a diabetes gestacional através de um PMP referiram que este tinha sido benéfico para o desenvolvimento do seu raciocínio clínico e tomada de decisões [3]. Este facto sugere que o PMP é uma ferramenta de aprendizagem eficaz [23].

4. Feedback dos alunos :

Em termos de reacções dos nossos alunos, o PMP foi muito apreciado. A maioria mostrou-se favorável à sua utilização regular para efeitos de aprendizagem e avaliação. Este facto reforça a ideia de que o PMP pode ser um método eficaz de ensino e avaliação nos cuidados de saúde. No nosso estudo, verificámos que dois terços dos estudantes consideraram o PMP stressante devido à apresentação a solo perante o tutor. Não encontrámos estudos que avaliassem especificamente a perceção de stress dos alunos quando utilizam o método PMP para o ensino ou a avaliação.

5. Recomendações práticas e perspectivas futuras :

Este trabalho permitiu-nos avaliar a eficácia pedagógica do PMP como método de aprendizagem do raciocínio clínico. Apesar do número reduzido de alunos, parece que o ensino dirigido através de um PMP é um método de aprendizagem apreciado e útil, uma vez que parece ter facilitado a aprendizagem dos nossos alunos. No entanto, seriam necessários mais estudos para avaliar a mudança no comportamento prático a longo prazo, uma vez que o impacto imediato nos conhecimentos não está necessariamente correlacionado com um impacto no desempenho prático [24,25]. Isto pode dever-se a factores como o tempo necessário para conceber, validar e produzir PMPs, a falta de experiência e de formação nesta ferramenta de ensino por parte dos professores e a necessidade de certas competências informáticas [26,27]. A produção de um PMP completo requer um investimento significativo por parte do formador para poder escolher o tema, o método e as preposições corretas [4]

Para o futuro, propomos :

- Promover a produção e validação de vários PMPs na Secção de

Nefrologia e criar uma base de dados contendo pelo menos dois PMPs para cada patologia listada no diário de bordo do estágio DCEM2 (um para a avaliação formativa e outro para o ECOSM).

- Generalizar o PMP como meio de aprendizagem desde os primeiros cursos de formação prática, com os seguintes objectivos programas educativos bem definidos e planeamento normalizado nos vários locais de formação.

- Incorporar o PMP em todos os testes MSCE e exames clínicos.

CAPÍTULO 5

O PMP é um instrumento pedagógico desenvolvido nos Estados Unidos em meados da década de 1960. Desde então, tem sido amplamente utilizado para a aprendizagem e a avaliação nos estudos médicos iniciais e de pós-graduação. Na Tunísia, a sua utilização continua a ser muito limitada. O objetivo deste estudo foi avaliar o impacto da aprendizagem utilizando o PMP no ensino prático da nefrologia, bem como as percepções dos alunos sobre o valor do PMP na aprendizagem e na avaliação. Realizámos um estudo de avaliação prospetivo no departamento de nefrologia do Hospital Mongi Slim em La Marsa. Incluímos estudantes do DCEM2 em estágios de nefrologia que estavam dispostos a participar. Preparámos um PMP em formato eletrónico sobre a gestão da hipercaliemia ameaçadora no doente em hemodiálise crónica. O PMP começava com um diapositivo de etiqueta clínica, seguido de um diapositivo de instruções que também explicava a escala de pontuação do PMP e, depois, um diapositivo com uma lista de 20 propostas por onde escolher. Cada proposta tinha uma hiperligação para um diapositivo que continha a resposta esperada para essa escolha e um comentário, se necessário. Para calcular a pontuação do PMP, utilizámos a escala de classificação em uso na Faculdade de Medicina de Tunes. Para avaliar os conhecimentos dos estudantes, utilizámos testes que incluíam perguntas MCQ, QROC e outras perguntas. e um caso clínico QROC de nível 2 e 3 que respondia às seguintes perguntas dos mesmos objectivos de aprendizagem do PMP. O mesmo teste foi utilizado como pré-teste e pós-teste. Foi elaborado um questionário para avaliar o nível de satisfação dos formandos após a sessão de aprendizagem. As respostas às questões de avaliação foram classificadas utilizando uma escala de Liekert. A sessão de ensino incluiu uma fase de briefing, seguida do pré-teste, da sessão PMP efectuada individualmente, da fase de debriefing em grupo, do pós-teste e do questionário de satisfação. No conjunto dos alunos, 83% obtiveram uma classificação média na avaliação do PMP.

O PMP conduziu a uma melhoria significativa das notas dos testes de avaliação e, consequentemente, à aquisição de novos conhecimentos. No conjunto dos alunos, as notas do pós-teste (9,03) foram superiores às do pré-teste (6,6). Esta melhoria foi observada independentemente do nível inicial dos alunos. Quinze alunos (50%) já tinham tido formação em PMP. Relativamente à sessão de aprendizagem do PMP que tinham acabado de ter, os alunos tiveram uma impressão favorável. Noventa por cento dos alunos consideraram que o PMP era uma forma útil de aprendizagem que mudaria a sua forma de pensar e concordaram que deveria ser utilizado regularmente no ensino. Oitenta por cento dos alunos consideraram que o PMP era melhor do que outros meios de aprendizagem, mas também consideraram que o PMP era um meio fiável de avaliação. 76,6% eram a favor da sua utilização regular durante as SMCE, mas 66,6% dos alunos consideravam que o PMP era um meio de avaliação stressante.

O nosso trabalho teve alguns pontos fracos, mas permitiu-nos, no entanto, atingir os nossos objectivos e propor as seguintes recomendações ao nível do corpo docente.

- Promover a produção e validação de vários PMPs na Secção de Nefrologia e criar uma base de dados contendo pelo menos dois PMPs para cada patologia listada no diário de bordo do estágio DCEM2 (um para a avaliação formativa e outro para o ECOSM).

- Generalizar a utilização do PMP como meio de aprendizagem desde os primeiros cursos de formação prática, como parte de um currículo bem codificado, com objectivos educativos bem definidos e um planeamento normalizado nos vários locais de formação.

- Incorporar o PMP em todos os testes MSCE e exames clínicos.

REFERÊNCIAS

1. Tabbane C. Elementos de seminários de introdução à pedagogia médica. Centro de Publicações Universitárias. 2000.

2. McCarthy WH, Gonnella JS. The simulated Patient Management Problem: a technique for evaluating and teaching clinical competence. Br J Med Educ. 1967;1(5):348- 52.

3. Golchai B, Badgaren T, Mojtaba S, Majidi S, Golchi J. Pontos de vista dos estudantes sobre a educação em matéria de GDM com o método EPMP (Electronic Patient Management Problem) Procedia. Social and Bahavioral sciences. 2012; 47:2104-6.

4. Marquis Y, Chaoulli J, Bordage G, Chabot JM, Leclere H. Patient-management problems as a learning tool for the continuing medical education of general practitioners. Med Educ. 1984;18(2):117-24.

5. Yardley S, Dorman T. Os níveis de Kirkpatrick e a evidência da educação. Med Educ. 2012;46:97- 106.

6. Fontaine S, Loye N. A avaliação das aprendizagens: uma abordagem rigorosa. P Med. 2017; 18 :189-98.

7. Le Mauff P, Bail P, Gargot F, Garnier F, Guyot H, Honnorat C, Huez JF. A avaliação das competências dos internos de medicina geral. Aspectos teóricos, reflexões práticas. Exercer. 2005 ; 73 :69-72.

8. Charlin B, Bordge G, VanDER VLeuten C. Avaliação do raciocínio clínico. P Med. 2003 ;4 :42-52.

9. Jouquan J. L'évaluation des étudiants en formation médicale initiale. P Med. 2002 ;3 :38-52.

10. Audetat V, Sandra G, Laurin S. l'évaluation formative, pourquoi et comment? Le médecin du Québec. 2014 ;49 :71- 3.

11. Gilibert D, Gillet T. Revisão dos modelos de avaliação da formação: abordagens conceptuais individuais e sociais. Pratiques Psychologiques. 2010;(16):217-38.

12. Al-Jasmi F, Moldovan L, Clarke J. Computer-assisted teaching of mucopolysaccharidosis by patient management problems. Mol Genet Metab. 2009;96(2): S12.

13. Biran LA, Biran L, Dunn WR, Harden RM. Utilizar o retroprojetor para apresentar problemas de gestão de doentes a grupos. Med Teach. 1985;7(3-4):257-69.

14. Yoon BY, Choi T, Choi S, Kim TH, Roh H, Rhee BD, et al. Utilização de pacientes padronizados versus casos de vídeo para representar problemas clínicos na aprendizagem baseada em problemas. Korean J Med Educ. 2016;28(2):169-78.

15. Roblyer ND. Quando é que é "bom material didático"? Problemas no desenvolvimento de normas para material didático de micocomputadores. Educ Technol. 1981;21(10):47-54.

16. Newble DT, Hoare J, Baxter A. Patient management problems. Questões de validade. Med Educ. 1982;16(3):137-42.

17. Blewett EL, Kisamore JL. Avaliação de uma sessão de revisão interactiva baseada em casos no ensino da microbiologia médica. BMC Med Educ. 2009;9(56):1-9.

18. Mackenzie CT. Percepções dos estudantes de medicina dentária sobre a eficácia do ensino baseado em casos. Journal of Dental Education. 2013;77(6):688-93.

19. Thistlethwaite JE, Davies D, Ekeocha S, Kidd JM, Macdougall C, Matthews P, et al. The effectiveness of case- based learning in health professional education: A BEME systematic review. Med Teach. 2012;34:421-44.

20. Van Stappen Y. O método do caso. Pedagogia Escolar. 1989;3(2):16-8.

21. Romainville M, Coggi C. A avaliação do ensino pelos alunos: Abordagens críticas e práticas inovadoras. De Boeck Supérieur; 2009.

22. Afroza S. Use of a PMP manual as a teaching tool to accelerate paediatric teaching in Bangladesh. Med Teach. 2000;22(4):365-9.

23. Ben Abdelaziz R, Hajji H, Boudabous H, Ben chehida A, Mrad-Mazigh S, Azzouz H, Tabib N. Aprender Pediatria através do Patient Management Problem: contribuição e perceção dos estudantes. Tun Med. 2018 ; 96 :1-5.

24. Sedlacek WE, Nattress LW, Jr. Uma técnica para determinar a validade dos problemas de gestão de pacientes. J Med Educ. 1972;47(4):263-6.

25. Page GG, Fielding DW. Desempenho nos PMPs e desempenho na prática: estão relacionados? J Med Educ. 1980;55(6):529-37.

26. Dillon GF, Clyman SG, Clauser BE, Margolis MJ. The introduction of computer-based case simulations into the United States medical licensing examination. Acad Med. 2002;77(10 Suppl):S94-6.

27. Norcini JJ, Swanson DB, Grosso LJ, Webster GD. Reliability, validity and efficiency of multiple choice question and patient management problem items formats in assessment of clinical competence. Med Educ. 1985;19(3):238-47.

RESUMO

Antecedentes:

O Patient Management Problem (PMP) é uma ferramenta pedagógica que foi desenvolvida em meados da década de 1960 nos Estados Unidos. O objetivo deste estudo foi avaliar o impacto da aprendizagem baseada no PMP no ensino prático da nefrologia, bem como a perceção dos estudantes sobre o valor do PMP na sua aprendizagem e avaliação.

Métodos :

Realizámos um estudo prospetivo de avaliação no Serviço de Nefrologia do Hospital Mongi Slim. Incluímos estudantes de medicina do DCEM2. Preparámos um PMP em formato eletrónico sobre a gestão da hipercalemia potencialmente fatal em doentes em hemodiálise crónica. A sessão de ensino incluiu uma fase de briefing, seguida de um pré-teste, preenchimento individual do PMP, uma fase de debriefing, um pós-teste e um questionário de satisfação.

Resultados :

Trinta estudantes participaram no estudo. 83% obtiveram resultados acima da nota de aprovação durante a avaliação do PMP. O PMP melhorou significativamente os resultados dos testes, facilitando assim a aquisição de novos conhecimentos. Esta melhoria foi observada independentemente do nível inicial dos estudantes. Metade dos alunos (50%) tinha experiência anterior com a aprendizagem baseada no PMP. Relativamente à recente sessão de aprendizagem PMP, os estudantes tiveram uma impressão favorável. Noventa por cento dos estudantes acreditavam que o PMP era uma ferramenta de aprendizagem útil que iria mudar a sua forma de pensar e concordaram com a sua utilização regular no ensino. 76,6% eram a favor da sua utilização regular no ECOSM (avaliações formativas), mas 66,6% dos alunos consideraram o PMP um método de avaliação stressante.

Conclusões:

O PMP é um método de aprendizagem eficaz e bem aceite pelos estudantes. A sua utilização deveria ser alargada a todas as disciplinas, tanto para efeitos de ensino como de avaliação.

ÍNDICE DE CONTEÚDOS

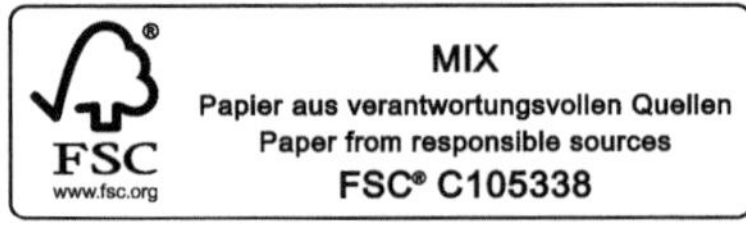

Printed by Books on Demand GmbH, Norderstedt / Germany